ÉTUDE PHYSIOLOGIQUE

DE L'IODE

ET

DE SES PRINCIPAUX COMPOSÉS

PAR

LE DR J. WARLAM,

Né à Bucharest (Roumanie).

PARIS

A. BOCQUET, LIBRAIRE-ÉDITEUR,

71, RUE LAFAYETTE, 71.

1869

ÉTUDE PHYSIOLOGIQUE

DE L'IODE

ET

DE SES PRINCIPAUX COMPOSÉS

PAR

LE Dr J. WARLAM,

Né à Bucharest (Roumanie).

PARIS

A. BOCQUET, LIBRAIRE-ÉDITEUR,

17, RUE LAFAYETTE, 17.

1869

ÉTUDE PHYSIOLOGIQUE

DE L'IODE

ET

DE SES PRINCIPAUX COMPOSÉS

La thérapeutique scientifique cherche aujourd'hui les bases sur lesquelles elle puisse se fonder. Il ne s'agit plus aujourd'hui d'un empirisme aveugle ; toute substance, avant d'être employée sur l'homme, est essayée sur des animaux ; elle est soumise en un mot à l'expérimentation. Quant aux médicaments dont les effets curatifs sont constatés depuis longtemps, on les étudie à leur tour, comme s'ils étaient nouveaux, on veut pénétrer le secret de modifications qu'ils impriment aux fonctions, dévoiler leur action intime sur les éléments anatomiques. C'est pourquoi on voit se créer des sociétés de thérapeutique, s'organiser quelques laboratoires où l'on recherche chaque jour leurs effets sur la matière vivante.

D'ailleurs la tâche est immense. Quels sont les médicaments dont nous connaissons l'action intime ? Ceux-là sont très-peu nombreux encore, et l'on pourrait même dire que ce sont les médicaments les plus employés qui ont été les moins étudiés. Le curare, ce poison si énergique, n'est-il pas mieux connu pour ses effets que le quinquina et que plusieurs préparations que nous employons chaque jour ? N'en est-il pas de même de la fève de Calabar, poison et médicament nouveau-venu ?

Ainsi l'on s'attache à expérimenter spécialement tout ce qui est nouveau, et l'on néglige parfois les choses anciennes dans la pensée qu'il n'y a plus rien à découvrir dans leur étude.

Toutefois, depuis quelque temps, des recherches nouvelles ont été faites sur les iodiques, c'est pourquoi nous avons choisi leur étude pour sujet de cette thèse, dans la pensée qu'il nous serait possible d'apporter une pierre à la construction de l'édifice commun.

Nous diviserons notre sujet en deux parties :

Dans la première, nous traiterons de l'absorption et de l'élimination de l'iode et de ses diverses préparations.

La seconde partie sera consacrée à l'étude des effets des iodiques sur l'organisme.

Nous avons rapporté, d'une manière abrégée, mais aussi complète que possible, tout ce que la science possède de plus important sur ce sujet. D'ailleurs, nous ne nous sommes pas borné à énumérer les faits déjà acquis; nous avons expérimenté sur nous-même et sur des chiens, avec l'aide de M. Rabuteau, dans le laboratoire de l'Ecole pratique de la Faculté de médecine. Ces expériences seront citées en temps et lieu.

Cette étude complète du sujet que nous avons choisi aurait exigé des développements sur l'emploi thérapeutique des iodiques. Mais comme nous n'aurions eu à rapporter aucun fait réellement nouveau sur cette question, nous nous sommes abstenu de la traiter. Nous nous sommes donc borné à la tâche que nous pouvions traiter avec fruit, en ajoutant quelques expériences nouvelles.

Nons sommes persuadé d'ailleurs que l'expérimentation physiologique est l'une des meilleures introductions à la thérapeutique, et que les déductions thérapeutiques découlent d'elles-mêmes des résultats constatés par l'expérience.

PREMIÈRE PARTIE

1° ABSORPTION ET ÉLIMINATION DE L'IODE ET DES PRÉPARATIONS IODÉES.

Nous étudierons d'abord l'absorption par le tube digestif, puis l'absorption par la peau.

Wöhler paraît être le premier qui ait étudié l'élimination de l'iode.

En effet, quelques années seulement après la découverte de ce métalloïde par Courtois, Wöhler (1), dans des recherches bien connues des physiologistes, écrivait ceci (2) : « Il y a longtemps que j'ai observé le passage de l'iode dans l'urine d'un jeune chien, à qui on donnait chaque jour plusieurs grains d'iode dissous dans l'alcool pour faire disparaître un goître. » Plus loin, il ajoute qu'il avait trouvé aussi de l'iode dans le lait, car, ayant donné à une chienne qui allaitait ses petits, 4 grains d'iode dissous dans l'alcool et ayant sacrifié l'un des jeunes chiens, au bout de cinq heures, il trouva de l'iode, non-seulement dans le lait coagulé que renfermait son estomac, mais dans son urine. Peu de temps après, Cantù, en Italie, observait également le passage de l'iode, non-seulement dans l'urine et dans le lait, mais encore dans les larmes et dans la salive. Nous retrouvons les mêmes recherches en Angleterre.

En 1836, Wallace publiait de nombreuses observations, parmi lesquelles il était question du passage de l'iode dans l'urine et dans la salive.

Ce célèbre médecin constatait la présence de l'iode dans l'urine au moyen de l'amidon et de l'acide azotique, moyen

(1) Journal de physiologie de Thiedemann et Treviranus (Zeitschrift f. Physiologie, 1824), et Journal des progrès des sciences médicales.

très-ancien comme on le voit, et qui est encore aujourd'hui préféré, parce que le chlore qu'on emploie souvent à la place de l'acide azotique, forme un chlorure d'iode inactif lorsqu'il est versé en excès. Ajoutons que Wallace fut l'un des premiers médecins qui prescrivirent l'iode dans la syphilis.

Jusqu'alors on n'avait fait pénétrer l'iode dans l'économie que par des voies digestives. Les injections iodées préconisées surtout par Velpeau fournirent le moyen de constater son absorption par les séreuses. Rayer, en 1848 (1), avait pu constater l'iode dans l'urine d'un malade chez lequel il avait pratiqué une injection iodée dans le genou; et Bonnet, l'un des praticiens qui, après Velpeau, ont le plus contribué à vulgariser la méthode des injections iodées, reconnut le même fait (2). Ce chirurgien a constaté la présence de l'iode dans l'urine et dans la salive pendant un temps variable suivant le nombre des injections. Il se servait de l'amidon et de l'eau de Labarraque.

Quant à l'absorption des iodiques par la peau, elle a été tantôt niée, tantôt rejetée, et c'est ici que nous avons pu nous-même contribuer à élucider la question. Mais il faut établir quelques distinctions.

Nous considérerons d'abord le cas où l'iode est appliqué en nature sur la peau, soit qu'il ait été dissous dans l'alcool, c'est-à-dire à l'état de teinture, soit qu'il ait été incorporé à l'axonge, c'est-à-dire à l'état de pommade. Puis, nous étudierons l'absorption des autres préparations iodées dans une combinaison minérale ou organique.

1° *Iode en nature*. — Le passage de la teinture d'iode dans l'urine et dans les divers autres liquides de l'organisme, après son application externe, est facile à constater. M. Bou-

(1) Bulletin général de thérapeutique, t. XLIII, 1862.
(2) Voy. Bulletin général de thérapeutique.

chut est, croyons-nous, le premier qui ait observé ce passage (1). Il s'agit d'une fille de 7 ans, née de parents tuberculeux, à laquelle M. Bouchut fit des frictions sur le ventre avec de la teinture d'iode dans le but de déterminer la résolution de granulations qu'il supposait occuper le péritoine et les ganglions mésentériques. M. Bouchut se servait pour reconnaître l'iode du papier collé trempé dans l'urine et humecté d'une goutte d'acide azotique.

Toutefois, d'après Braun (2), la teinture d'iode versée dans un bain ne paraît pas être absorbée facilement. Ce résultat n'aurait lieu que lorsque l'eau peut s'évaporer, entraînant ainsi avec elle des vapeurs d'iode; mais, quand les vapeurs sont retenues, par exemple, par une couche d'huile étendue sur l'eau du bain, l'absorption, d'après l'auteur, n'aurait pas lieu. Un bain de pieds avec de l'acide iodhydrique et de l'iode libre n'aurait donné également qu'un résultat négatif. Cependant l'absorption cutanée de l'iode libre est réelle. En effet M. Rabuteau, ayant pris un bain renfermant 50 grammes d'iodure de potassium et 5 grammes d'iode libre, et ayant eu la précaution de recouvrir l'eau du bain d'une couche d'huile, a retrouvé pendant trois jours des quantités notables d'iode dans ses urines et dans sa salive (3). Si l'épiderme est enlevé, l'absorption de l'iode par la peau se fait très-facilement. C'est ce qui arrive lorsque, après avoir dénué le derme à l'aide d'un vésicatoire, on le touche avec la teinture d'iode. C'est ce qu'on observe également lorsque, la dose de l'iode étant trop considérable, l'épiderme s'enflamme, se couvre d'érythèmes et même de papules.

Dans tout ce que nous avons dit jusqu'ici au sujet du passage de l'iode dans l'urine ou dans les autres liquides

(1) Gazette des hôpitaux, 1855, p. 349.
(2) De cutis facultate iodum resorbendi; Lipsiæ, 1858.
(3) Comptes-rendus de la Société de biologie, avril 1869

comme preuve de son absorption, il est bien entendu qu'il ne s'agit pas de l'iode retrouvé en nature, mais à l'état de combinaison. En effet, jamais l'iode ne se retrouve à l'état libre dans l'urine, car ce liquide ne colore pas l'amidon en bleu violet à moins qu'on n'y verse soit de l'acide azotique, soit de l'eau de chlore ou un hypochlorite, en un mot à moins qu'on n'y ajoute des substances capables de mettre l'iode en liberté.

Dans quelle combinaison se trouve l'iode éliminé? Righini pensait que l'iode et l'iodoforme s'éliminent à l'état d'iodure de potassium. M. Rabuteau pense avec plus de raison que l'iode libre ou contenu dans l'iodoforme s'élimine à l'état d'iodure de sodium, et il fonde son opinion sur les motifs suivants. Le sodium se trouve en grande quantité dans le sang à l'état de carbonate, de phosphate, etc., et le potassium n'est que peu répandu dans l'économie. On voit en effet, d'après Schmidt, de Dorpat, que le potassium réside particulièrement dans les muscles et dans les globules sanguins. Il est donc rationnel d'admettre que l'iode s'élimine à l'état d'iodure de sodium, ce dernier sel provenant d'une combinaison effectuée à l'aide du carbonate de sodium contenu dans le plasma sanguin.

2° *Iodure de potassium.* L'absorption de l'iodure de potassium introduit dans le tube digestif est très-rapide, puisqu'on peut retrouver ce sel dans l'urine au bout de cinq à dix minutes. Ce fait étant reconnu, je ne m'occuperai que de l'absorption cutanée de l'iodure de potassium, soit lorsqu'il est incorporé à l'axonge, soit lorsqu'il est prescrit en bains. Ce médicament a été souvent prescrit en bains et plus souvent encore uni à l'axonge.

La pommade à l'iodure de potassium est un médicament externe d'un usage vulgaire contre le goître. L'absorption cutanée de la pommade fraîche à l'iodure de potassium avait été niée, ou du moins n'avait jamais été démontrée, tandis que l'on admettait l'absorption de la pommade à l'iodure de potassium ioduré renfermant de l'iode libre qu'on avait ajouté ou qui avait été mis en liberté. Or, d'après les expériences communiquées à la Société de biologie (1), on retrouve facilement de l'iode dans l'urine après la friction avec la pommade fraîche à l'iodure de potassium. En effet, M. Rabuteau s'étant frictionné les aisselles avec une pommade semblable, a reconnu le lendemain et pendant trois jours la présence de l'iode dans l'urine et dans la salive, en ayant soin d'évaporer préalablement ces liquides avec un peu de potasse pure et de chauffer au rouge le résidu. M. Roussin a reconnu aussi l'absorption cutanée de la pommade à l'iodure de potassium. Mais la théorie qu'il a exposée à ce sujet est inexacte, attendu que d'après les idées qui y sont exposées, le bromure de potassium incorporé à l'axonge devrait être absorbé aussi facilement que l'iodure. Ce qui n'a pas lieu, et on n'a réussi à trouver dans l'urine que des traces de bromure, et cela au bout de un à deux jours. Mais dans le cas où l'on constate la présence de l'iode dans l'urine ou dans la salive, après l'application cutanée de la pommade à l'iodure de potassium, ou après l'usage d'une chemise trempée dans une solution de ce sel, c'est que l'iode de ce même sel est mis en liberté soit par l'ozone, soit par les acides de la sueur, et est absorbé *en nature*, ce qui n'a pas lieu par le bromure de potassium.

Quant à l'absorption de la pommade préparée depuis longtemps, devenue acide, et par suite contenant de l'iode libre, elle a été reconnue il y a plusieurs années déjà par Titon (2).

L'absorption de l'iodure de potassium dans les bains a été

(1) Voy. Gazette médicale du 3 avril 1869, et Compte-rendu de la Société de biologie.

(2) Thèses de Paris, 1854.

une question controversée. Homolle ayant séjourné une heure dans un bain contenant 100 grammes d'iodure de potassium n'a pu déceler dans son urine aucune trace du médicament par l'acide azotique et l'amidon (1). Mehrbach est arrivé au même résultat négatif touchant l'absorption cutanée de l'iodure de potassium dissous dans l'eau (2).

M. Rabuteau a répété ces expériences. Il a séjourné une première fois pendant une heure dans un bain contenant 50 grammes d'iodure de potassium ; une autre fois pendant une heure et demie dans un bain contenant 100 grammes de ce sel, et, dans les deux cas, il n'a pu constater la présence de l'iodure ni dans la salive ni dans l'urine, bien qu'il eût évaporé 100 grammes de ces liquides. Il pense cependant que l'absorption a lieu, mais qu'elle est faible, et qu'on trouverait sans doute de l'iode dans l'urine si l'on séjournait longtemps dans les bains, c'est-à-dire jusqu'à ce que l'épiderme fût imbibé (3).

D'ailleurs, M. Villemain a pu retrouver de l'iode dans les urines provenant de personnes ayant séjourné dans des bains à l'iodure de potassium, mais après avoir évaporé des quantités considérables de ces urines, parfois jusqu'à 4 litres (4). C'est pourquoi les expériences de M. Villemain soulèvent des objections. En effet, l'iode paraît exister normalement dans l'organisme, puisque, d'après M. Chatin, ce métalloïde se trouve même dans l'atmosphère, et d'ailleurs M. Rabuteau, dans ses recherches sur le brome normal, a trouvé parfois la présence de traces d'iode, ce qui le porte à admettre aussi l'existence de l'iode normal. S'il en est ainsi, on peut se demander si ce métalloïde, trouvé après

(1) Union médicale, 1856, p. 466.

(2) Canstatt's Jahresbericht, 1863, Bd. V, p. 140.

(3) Gazette médicale du 3 avril et Compte-rendu de la Société de biologie, 1868

(4) Archives gén. de méd., 1863.

l'évaporation d'une grande quantité d'urine par Rosenthal, et par M. Villemain, n'était pas de l'iode normal.

3° *Iodure d'ammonium.* — Ce sel cristallise dans le système cubique comme les iodures de potassium et de sodium, et il peut se sublimer à une température très-élevée, comme plusieurs sels ammoniacaux, tels que le chlorure et le sesquicarbonate d'ammoniaque, mais il se distingue des autres iodures alcalins par la propriété qu'il possède de mettre de l'iode en liberté au contact de l'air atmosphérique. C'est pourquoi une feuille de papier collé, tel que le papier écolier, bleuit à la longue au contact de ce sel.

*Expérience I*re. — Nous nous sommes frictionné un soir les aisselles et la poitrine avec 8 à 10 grammes d'une pommade d'iodure d'ammonium (axonge, 8; iodure, 1). Nos urines, qui furent examinées par M. Rabuteau, continrent de l'iode pendant trois jours. Il fallut les évaporer chaque fois avec un peu de potasse pure.

Expérience II. — Huit jours plus tard, nous pratiquâmes sur nous les mêmes frictions, mais deux soirs de suite. Cette fois, il fut possible de déceler, le lendemain de la deuxième friction, des traces d'iode en traitant simplement les urines par l'amidon et l'acide nitrique, mais il fallut bientôt les évaporer, et la coloration de l'amidon ou du sulfure de carbone devint très-intense. Le deuxième jour, elle était moindre, et, vers la fin du quatrième jour, les urines ne contenaient plus d'iodure.

4° *Iodure de plomb.* — L'absorption de ce médicament administré à l'intérieur a été démontrée par Titon, qui a fait des expériences sur lui-même avec ce médicament (voy. *loc. cit.*).

En effet, après l'injection d'une faible quantité d'iodure de plomb, cet expérimentateur a trouvé facilement de l'iode dans son urine. Mais l'absorption cutanée de ce même médicament n'était pas admise, ou du moins jusqu'à cette époque il n'y avait pas d'expérience (1) qui prouvât que l'absorption fût réelle. Il s'est frictionné les aines et les aisselles avec une pommade récemment adoptée (axonge, 8 ; iodure de plomb, 4), et a pu reconnaître de l'iode dans l'urine et dans la salive. Il n'a pu déceler la présence du plomb.

5° *Iodure de zinc.* — Ce médicament, comme le pense M. Bouchardat, remplacerait avantageusement l'iodure de plomb. Le zinc étant un métal relativement beaucoup moins toxique que le plomb, on ne conçoit pas que l'iodure de zinc n'ait pas encore remplacé l'iodure de plomb en thérapeutique.

On ne savait pas encore si l'absorption cutanée de ce médicament était réelle. Pour élucider cette question, nous avons fait un essai sur nous-même.

Expérience III. — Nous nous sommes frictionné un soir les aisselles et la poitrine avec 7 à 8 grammes d'une pommade à l'iodure de zinc récemment préparée (axonge, 8 ; iodure de zinc, 1). Nous avons recueilli nos urines le lendemain et le surlendemain.

On a pu y déceler la présence de l'iode après en avoir évaporé 200 grammes avec un peu de potasse, chauffé le résidu au rouge, puis, enfin, dissous le résidu calciné dans quelques centimètres cubes d'eau distillée, et traité la liqueur obtenue par les réactifs ordinaires, c'est-à-dire par l'amidon et l'acide nitrique renfermant des vapeurs nitreuses.

(1) Mémoire de la Société de biologie, 1868.

Iodoforme. — Ce médicament, découvert par Sérullas, dont M. Bouchardat a fait une étude particulière, est fréquemment employé actuellement; notre excellent maître, M. Hardy, l'ayant souvent prescrit dans le traitement des ulcères syphilitiques, en a retiré les plus grands avantages.

On sait qu'administré à l'iutérieur, ce médicament s'élimine partiellement par les voies respiratoires, surtout lorsqu'il a été prescrit en quantité suffisante; mais que la plus grande partie est décomposée dans l'organisme et que l'on retrouve un iodure, probablement l'iodure de sodium, dans l'urine et dans la salive.

Nous avons déjà parlé plus haut de ce mode d'élimination. Nous n'y reviendrons pas, et nous parlerons seulement de l'absorption cutanée de ce médicament. Cette absorption n'avait pas été démontrée, c'est pourquoi nous avons voulu l'étudier par nous-même.

Expérience IV. — Le 10 décembre 1868, à dix heures du soir, nous nous sommes frictionné les aisselles et la poitrine avec 4 à 5 grammes de pommade à l'iodoforme (axonge, 10; iodoforme, 1). Nos urines examinées ont présenté, pendant trois jours, les réactions de l'iode. Il suffisait d'en évaporer quelques grammes pour obtenir une belle coloration.

La coloration fut plus intense quinze heures après la friction.

Les urines recueillies quatre heures après la friction ne contenaient que des traces d'iodure (de sodium?).

J'ai dit plus haut que M. Hardy a employé fréquemment l'iodoforme, ayant recueilli à l'hôpital Saint-Louis les urines de quelques-uns des malades de son service dont on avait pansé les ulcères avec l'iodoforme, il fut possible cette fois de reconnaitre la présence d'un iodure en additionnant simplement les urines d'eau d'amidon et d'acide nitrique. C'est ce qui devait avoir lieu, attendu que l'absorption par les surfaces ulcérées est facile et rapide.

Une objection se présente ici. L'iodoforme est volatil, et l'on peut prétendre que l'iodure trouvé dans l'urine provenait de l'iodoforme introduit par la respiration dans l'organisme. Cette objection est spécieuse; mais, pour la ramener à sa juste valeur, il suffit de faire remarquer que, si cette absorption eût été notable, l'iode aurait dû se retrouver rapidement dans l'urine, ce qui n'a pas eu lieu, d'où il faut conclure que l'iode trouvé après quelques heures provenait bien de l'iodoforme absorbé par la peau.

Il resterait à parler de l'absorption cutanée de quelques autres iodures, tels que l'iodure de cadmium; mais la science ne possède encore rien à ce sujet.

Les faits précédents, à savoir que toutes les préparations iodées employées jusqu'à présent sont absorbées plus ou moins facilement, étant démontrés, il s'agit maintenant de savoir combien de temps elles séjournent dans l'organisme.

L'opinion généralement acceptée est celle de M. Claude Bernard, citée dans ses *Leçons de physiologie expérimentale*, 1855, p. 303 : « Lorsqu'on injecte directement une certaine quantité d'iodure de potassium dans le sang, ou qu'on l'ingère par l'estomac pour qu'il entre alors par voie d'absorption, on observe bientôt le passage de cette substance dans la salive et dans l'urine. Mais le lendemain, cette dernière sécrétion n'en offre plus de traces, et l'on pourrait croire alors qu'il n'en existe plus dans l'organisme. On se tromperait évidemment, car il y en a encore dans le sang une certaine quantité, trop faible pour passer dans l'urine, mais pouvant cependant se manifester dans la sécrétion des glandes salivaires, où on le constate toujours. Il résulte de ce mécanisme que l'iodure de potassium peut séjourner dans l'organisme pendant très-longtemps après l'injection de cette substance.

« En effet, les glandes salivaires, rapportant cette substance dans le canal intestinal, font qu'elle se trouve incessamment soumise à une nouvelle absorption qui la ramène toujours au même point, et qui la fait circuler ainsi indéfiniment entre l'estomac et les glandes salivaires. C'est ainsi que nous avons constaté dans ces organes, au moins trois semaines après, que les urines n'en présentaient plus la moindre trace. Les évacuations alvines peuvent seules finir par emporter ces restes d'iodure de potassium, et un purgatif a pour effet d'en faire rapidement disparaître toute trace. »

Les recherches de Cramer, celles de Querenne sur l'iodure de fer et celles plus récentes de M. Rabuteau, communiquées à la Société de biologie et à l'Institut, sont contraires à l'assertion de M. Cl. Bernard. Ainsi l'iodure de potassium, à la dose d'un gramme, peut être décelé dans l'urine pendant près de 48 heures en traitant ce liquide par l'acide azotique ou en remplaçant cet acide par l'azotite de potasse et l'acide chlorhydrique. Si l'on évapore les urines avec de la potasse, on peut déceler des traces d'iode dans l'urine pendant trois à quatre jours. Le sel, pris à haute dose (4 à 5 gr.), s'y retrouve pendant près de cinq jours et même plus, si l'usage en a été continu quelque temps. Enfin nous rapporterons plus bas une expérience où l'on verra que l'iodure de potassium, après avoir été administré à un chien à la dose de 10 grammes, a pu être décelé dans son urine pendant sept jours et que l'iodure d'ammonium ayant été injecté dans le sang à la dose de 2 grammes, a séjourné plus longtemps encore dans l'organisme.

Nous pouvons donc dire que l'iodure de potassium et l'iodure de sodium disparaissent simultanément dans ce liquide et dans l'urine, contrairement à l'opinion de M. Cl. Bernard qui pense qu'on peut retrouver de l'iode dans la salive pendant trois semaines (1).

(1) Journal d'anatomie et de physiologie de M. Robin, mars 1869.

L'iodure de fer se décompose dans l'organisme, on retrouve en grande quantité un iodure dans l'urine, tandis que le fer n'apparaît dans ce liquide qu'en quantité tout à fait minime, attendu qu'il s'élimine presque totalement par le tube digestif. Ce fait est signalé d'abord par M. Mialhe, et a été reconnu ensuite par M. Querenne.

Enfin, nous ajouterons que M. Rabuteau a constaté qu'on trouvait normalement de très-faibles quantités d'iodure dans les fèces après l'absorption des iodures de potassium ou de sodium, et que cette quantité augmentait considérablement lorsqu'il se produisait un effet purgatif.

Quant à la rapidité avec laquelle les iodures commencent à s'éliminer, les observateurs sont en général d'accord sur ce point. On peut toujours retrouver de l'iode dans l'urine et dans la salive de la cinquième à la dixième minute qui suit l'ingestion du médicament. On le trouve beaucoup plus rapidement encore dans les cas d'ectropie de la vessie. Ces faits sont conformes à ce que nous connaisons sur la rapidité de la circulation et sur la diffusion rapide de l'iodure de potassium.

II. — Effets physiologiques des iodiques.

Pour juger des effets d'un médicament, il faut absolument qu'il soit d'une pureté absolue. Aussi, avant de commencer cette étude, dirons-nous quelques mots sur les iodures renfermant un iodate, et sur l'innocuité des iodures alcalins purs.

Depuis longtemps déjà, on avait remarqué que l'iodure de potassium contenant de l'iodate de potasse peut produire

(1) Querenne, Archives de physiologie, de thérapeutique et d'hygiène, n° 2, 1854, et Melsens, Mémoire sur l'emploi de l'iodure de potassium; Paris, 1865, Adrien Delahaye.

des douleurs gastriques (1). C'est aussi ce qu'à reconnu M. Rabuteau qui a fait une étude spéciale de divers iodates métalliques. Nous indiquerons à ce sujet les principaux résultats des expériences qu'il a entreprises sur lui-même et sur quelquesanimaux (2).

1° D'après lui, les iodates ne sont que peu dangereux, contrairement à l'opinion de Melsens (3).

2° L'iodate de soude, à la dose de 2 grammes et demi, se transforme dans l'économie en iodure de sodium, et cela complétement.

3° L'iodate de sodium, à la dose de 80 centigrammes, injecté dans les veines d'un chien, s'est éliminé complétement à l'état d'iodure de sodium.

4° L'iodate de potassium, à la dose de 2 grammes et demi, se transforme chez l'homme partiellement en iodure de potassium ; le reste est rejeté par les urines et par la salive à l'état d'iodate.

5° 50 centigrammes d'iodate de potassium, injecté dans les veines d'un chien, se sont éliminés en totalité sous forme d'iodure de potassium.

Le résultat de ces expériences et de plusieurs autres qu'il a faites avec les iodates de rubidium, d'ammonium, de strontium, de cuivre, d'argent et de mercure prouvent suffisamment que les iodates ne sont pas dangereux par eux-mêmes, à moins que le métal qu'ils contiennent ne soit toxique. Elles prouvent en outre que ce n'est pas dans l'estomac que la métamorphose en iodure se produit, mais dans la profondeur de l'organisme.

Mais, si les iodates ne doivent pas être considérés comme dangereux, il n'en est pas de même du mélange d'un iodate

(1) Mialhe, Chimie appliquée à la phlysiologie, p. 224.

(2) Gazette hebdomad. du 31 janvier 1857 et du 5 février 1869.

(3) Melsens, Mémoire sur l'emploi de l'iodure de potassium, p. 44; Bruxelles, Mayolez, libr.-édit., et Paris, Adrien Delahaye, 1865

et d'un iodure ingéré dans l'estomac. Ce mélange produit de la gastralgie et des vomissements. Cette vérité est d'un grand intérêt, car elle permet de rattacher, non à une idiosyncrasie, mais à l'impureté même du médicament les symptômes attribués à tort à l'iodure employé qui serait inoffensif s'il était pur.

Avant de donner l'explication des accidents produits par un iodure renfermant même une faible quantité d'iodate, M. Rabuteau cite non-seulement les expériences, mais une observation chimique. Il emploie parfois, dans sa pratique médicale, l'iodure de sodium au lieu de l'iodure de potassium, et il se loue des bons effets qu'il en obtient. Un jour, toutefois, après avoir fait prendre 1 gr. 50 d'iodure de sodium, il observa presque aussitôt après l'administration du remède, des vomissements bilieux opiniâtres; le lendemain et le surlendemain, même résultat. Il y eut, en même temps et soudainement chaque fois, une selle demi-fluide. La substance qui avait causé ces accidents fut examinée et l'on constata qu'elle renfermait une quantité notable d'iodate de soude. L'erreur une fois reconnue, on se procura de l'iodure de sodium pur qui, cette fois, fut parfaitement toléré.

Voici l'explication de ces vomissements :

Les iodates résistent à l'acide chlorhydrique dilué, à la température ordinaire, à l'acide azotique et à l'acide sulfurique concentrés et bouillants. Les iodures ne sont pas décomposés par l'acide sulfurique étendu d'une grande quantité d'eau, ni par l'acide acétique même concentré.

Mais, si l'on fait agir sur une solution d'un mélange d'iodure et d'iodate un acide quelconque, même dilué, aussitôt de l'iode est mis en liberté, « que l'on verse quelques gouttes d'un acide dilué dans deux solutions, l'une d'un iodure, l'autre d'un iodate, il ne se produit rien d'appréciable; mais si on mélange alors ces deux solutions il se dépose de l'iode en grande quantité. » Les expériences suivantes sont encore plus frappantes :

On verse du suc gastrique de chien dans deux tubes : dans l'un d'eux on met un peu d'iodure de potassium, et dans l'autre, un peu d'iodate de potassium avec de l'eau d'amidon, puis on mélange le contenu de ces tubes; aussitôt l'amidon est fortement coloré en bleu violet. Si l'on donne à un chien un morceau de pain, puis si on lui fait avaler 1 gramme d'iodure de potassium mélangé avec 10 centigrammes d'iodate du même métal, on le voit rendre au bout de dix à quinze minutes le pain coloré en bleu violet. Ainsi les choses passent dans l'estomac comme dans un verre à expérience, au contact de l'acide libre; on provoque des accidents en tout semblables à ceux qu'on a observés cliniquement après l'ingestion d'un iodure renfermant un iodate, et à ceux qu'a éprouvés Orfila après l'ingestion d'une faible quantité d'iode en nature. Le mélange d'un iodate et d'un iodure ne peut donc être toléré par l'estomac, à cause de l'acidité du suc gastrique; mais un pareil mélange peut être injecté impunément dans le sang *parce que ce liquide est alcalin.*

De l'innocuité des iodures alcalins purs.

Comparaison des iodures de potassium, de sodium et d'ammonium au point de vue de leurs effets toxiques à haute dose.

M. Ricord et M. Puche ont administré ce médicament à haute dose, 40 grammes par exemple. Aussi n'est-ce pas sans étonnement qu'on lit dans Orfila (1), que l'iodure de potassium tue les chiens lorsqu'il est injecté dans une veine

(1) Traité de toxicologie, 1869.

jugulaire à la dose de 20 centigrammes, ou lorsqu'il est ingéré dans leur estomac à la dose de 4 à 8 grammes. M. Rabuteau a injecté chez un chien 50 centigrammes d'iodure de potassium dans une veine d'une patte postérieure, sans observer aucun symptôme morbide, un mélange de 50 centigrammes d'iodure de potassium et de 50 centigrammes d'iodate de potassium. Bien que Melsens (1) ait fait avaler à un chien 4 grammes d'iodure de potassium chaque jour pendant un mois sans que cet animal ait éprouvé autre chose que de l'amaigrissement, nous avons voulu vérifier par nous-même l'innocuité de l'iodure de potassium en faisant, avec l'aide de M. Rabuteau, l'expérience suivante dans laquelle l'iodure a été employé à haute dose.

Expérience V. — 10 grammes d'iodure de potassium dissous dans 40 grammes d'eau furent portés, à l'aide d'une sonde, dans l'estomac d'un chien pesant 8 kilogrammes. L'ingestion du médicament eut lieu à 4 heures du soir. Ce chien fut surveillé assidûment pendant le restant de la journée et même pendant le restant de la nuit. Il n'éprouva aucun vomissement, il n'eut qu'un peu de diarrhée pendant quelques heures. Le lendemain ses allures étaient les mêmes qu'auparavant. En un mot, le sel n'avait produit aucune altération dans la santé générale de ce chien.

Nous ferons remarquer que ses conjonctives n'ont jamais présenté cette rougeur qu'on observe dans l'iodisme.

Ses urines furent recueillies chaque matin pendant neuf jours de suite. Jamais elles ne renfermèrent ni sucre ni albumine.

Les urines du cinquième jour, traitées par l'eau d'amidon

(1) Melsens, Mémoire déjà cité, p. 44.

et l'acide nitrique, se coloraient encore en bleu violet intense ; celles du sixième jour ne se coloraient que difficilement ; mais en y ajoutant un cristal d'azotite de potassium et quelques gouttes d'acide chlorhydrique, la coloration de l'amidon devenait très-belle sous l'influence des vapeurs mises en liberté.

Les jours suivants il fallut évaporer les urines de ce chien pour déceler des traces d'iode devenues presque inappréciables dès le huitième jour.

Cette expérience met hors de doute l'innocuité de l'iodure de potassium.

L'iodure de sodium est encore plus inoffensif (1), car il a été démontré que le sodium est un métal d'une innocuité remarquable, comparativement au potassium qui agit comme un poison musculaire, lorsque ses sels sont administrés à haute dose. Nous rappellerons seulement que, d'après la thèse à laquelle nous renvoyons, 7 gr. 50 centigr. d'iodure de sodium, préalablement fondu afin d'en avoir un poids exact, et dissous dans 40 grammes d'eau, n'altèrent pas la santé générale d'un lapin, tandis que l'iodure de potassium, à la même dose, les fait succomber.

Toutefois, il était intéressant de reprendre cette question et de comparer, au point de vue de leurs effets toxiques à haute dose, les trois iodures qui ont été de préférence employés en thérapeutique, savoir : les iodures de potassium, de sodium et d'ammonium.

Mais, quand il s'agit de comparer des substances en définitive peu actives quand elles sont introduites dans le tube digestif, il faut absolument, pour différencier nettement leurs effets, les injecter dans le torrent sanguin. C'est ce

(1) Voy. Rabuteau, Étude expérimentale sur les effets physiologiques des fluorures et des composés métalliques en général. Thèses de Paris, 1867.

qui a été fait dans les expériences suivantes qui nous sont communes avec M. Rabuteau.

Expérience VI. — 2 grammes d'iodure de potassium dissous dans 40 grammes d'eau ont été injectés dans une veine d'une patte postérieure chez un chien de taille ordinaire et à jeun depuis vingt heures.

A peine l'injection était-elle terminée que l'animal poussait un cri et mourait.

L'autopsie fut faite sur-le-champ. Le cœur était complétement arrêté, les cavités renfermaient du sang. Les poumons et tous les viscères étaient normaux. Le sang était rouge fluide, mais coagulable ; en effet, les caillots se formèrent comme d'ordinaire après son épanchement. Ayant été examinés au microscope, les globules parurent normaux ; ils semblaient seulement être devenus un peu agglutinatifs.

Expérience VII. — 2 grammes d'iodure d'ammonium dissous dans 40 grammes d'eau distillée furent injectés, comme le sel précédent, dans une veine d'une patte postérieure chez un chien de taille ordinaire et à jeun depuis vingt heures.

Les effets furent nuls. Il y eut toutefois ceci de remarquable que les urines de ce chien, ayant été examinées les jours suivants, présentèrent les réactions de l'iode d'une manière manifeste six jours après l'injection sans qu'il fût nécessaire de les évaporer. Il fut possible de trouver de l'iode pendant les cinq jours suivants, en ayant soin d'évaporer 100 grammes d'urine avec un peu de potasse pure.

Expérience VIII. — 5 grammes d'iodure d'ammonium pur sont dissous dans 40 grammes d'eau, et sont injectés dans une veine postérieure d'une patte chez un chien de taille ordinaire, et à jeun depuis 24 heures.

A peine la moitié de la solution avait-elle pénétré dans les veines, que l'animal poussait des cris et paraissait devoir succomber, comme dans l'expérience faite avec l'iodure de potassium. On cesse alors un instant de pousser l'injection ; puis, le calme étant revenu en partie, on injecte lentement l'autre moitié de la solution. Les mêmes accidents reviennent; les battements cardiaques sont irréguliers et l'animal pousse des cris. On le détache rapidement, mais il présente bientôt des phénomènes bizarres.

Le moindre attouchement réveille chez lui des convulsions ; il bondit sur le sol, aboie lorsqu'on s'approche de lui; il semble atteint d'hydrophobie. Il suffit de le toucher légèrement pour qu'il cherche à mordre l'objet qu'on a approché de lui, et qui semble produire chez lui de la douleur. En un mot, cet animal présente une hyperesthésie portée au plus haut degré. Cet état cesse presque entièrement au bout d'un quart d'heure, on peut le toucher et constater que les battements cardiaques, d'ailleurs toujours irréguliers chez le chien, le sont plus que d'ordinaire.

Le lendemain, sa santé ne paraît pas altérée ; toutefois, le deuxième et le troisième jour qui suivent l'ingestion, il a de la diarrhée due peut-être à une alimentation défectueuse. Mais, vers le quatrième jour, cet animal devient boiteux; il est atteint d'hydarthrose siégeant aux articulations tibio-tarsiennes avec gonflement très-marqué et très-douloureux. Ces hydarthroses commencèrent à diminuer vers le dixième jour après l'injection, et disparurent totalement les jours suivants.

Les urines de ce chien ne continrent jamais ni sucre, ni albumine ; seulement, trois jours après l'injection, elles devinrent sanguinolentes. Examinées au microscope, elles ne présentèrent pas de globules sanguins, d'où il faut conclure que la coloration rouge était due à la matière colorante des globules détruits.

Cette expérience présente un certain intérêt. Elle prouve que l'iodure d'ammonium peut être prescrit à haute dose sans produire des accidents graves; elle proúve, en outre, que les sels ammoniacaux peuvent produire des épanchements dans les articulations.

Expérience IX. — 5 grammes d'iodure de sodium pur furent injectés dans une veine d'un chien à jeun depuis 20 heures.

Les effets de cette injection furent tout à fait nuls.

Nous ferons remarquer que nos chiens ne présentèrent aucun symptôme d'iodisme aigu; leurs conjonctives restèrent brillantes comme d'ordinaire. Cette absence d'iodisme vient corroborer ce qui a été dit plus haut au sujet des iodures purs. D'après ce qu'on a vu, l'iodisme n'arriverait guère que sous l'influence de l'iode administré en nature par le tube digestif, ou injecté dans une cavité séreuse, ou enfin sous l'influence d'un iodure impur renfermant de l'iode libre ou un iodate.

Si nous résumons les résultats des expériences faites dans le but de comparer les effets des iodures alcalins à haute dose, nous trouvons que :

1° 2 grammes d'iodure de potassium pur injectés dans les veines d'un chien produisent une mort foudroyante ;

2° 2 grammes d'iodure d'ammonium injectés dans les veines ne produisent aucun effet morbide ;

3° 5 grammes d'iodure d'ammonium peuvent être injectés avec précaution dans les veines d'un chien sans produire la mort ;

4° 5 grammes d'iodure de sodium ne produisent, dans les mêmes conditions, aucun effet morbide.

ACTION DES IODIQUES SUR LE SANG.

Les uns ont dit que les iodiques coagulaient le sang, les autres qu'ils le fluidifiaient. La première de ces assertions est fausse, car jamais on n'a vu le sang se coaguler dans les vaisseaux sous l'influence des iodures alcalins. D'un autre côté, chez les sujets soumis à un traitement iodé, on constate dans le sang, au sortir de la veine, la formation du caillot habituel. Nous rappellerons à ce sujet l'expérience V, dans laquelle nous avons vu le sang se coaguler très-bien après son épanchement de l'ouverture de l'animal. Enfin, nous rappellerons que les globules sanguins étaient normaux. Suivant M. G. Sée, l'iode n'agit pas sur le sang, qu'il soit combiné avec le potassium ou avec le fer; le sang lui sert de véhicule pour le transporter dans les tissus sur lesquels il se fixe, et particulièrement sur le tissu conjonctif.

On voit que nos connaissances relatives à l'action intime de l'iodure sur le sang sont bornées. Il est donc impossible d'expliquer certains effets qu'on a attribués à l'iodure de potassium, tels que ceux qu'il exerce sur les hémorrhagies par les muqueuses, les épistaxis, les hémoptysies et les métrorrhagies qu'on a observées parfois.

ACTION DE L'IODE ET DES IODURES SUR LES MUQUEUSES ET SUR LA PEAU.

Etudions d'abord les effets de l'iode en nature.

Ce métalloïde est un caustique comme ses congénères le chlore et le brome; aussi le classe-t-on, au point de vue toxicologique, parmi les poisons irritants et corrosifs. Appliqué sur la peau, et à plus forte raison sur les muqueuses, il les rougit et les désorganise. Au début, la sensibilité n'est pas éveillée sur la peau; mais, lorsque l'épiderme est détruit, on ressent une douleur plus ou moins cuisante. Cette douleur se manifeste sur les muqueuses presque aussitôt après le contact du médicament. De là le précepte d'ajouter de l'iodure de potassium à la teinture d'iode, qu'on a additionnée d'eau avant de l'injecter dans les cavités séreuses, afin de dissoudre l'iode que l'eau a précipité. Il se forme de cette façon de l'iodure de potassium ioduré ; de sorte que l'iode dissous dans de l'iodure agit moins vivement sur les muqueuses. C'est pourquoi aussi, lorsqu'on veut faire absorber l'iode en nature, par exemple en teinture par le tube digestif, on a soin d'administrer cette teinture au moment des repas, de l'additionner de bon vin, par exemple, de vin de Malaga; en un mot, de diluer le médicament, d'augmenter sa solubilité, afin qu'il irrite moins les parois stomacales. Nous ne croyons pas nécessaire de rappeler ici l'explication donnée précédemment des vomissements succédant à l'injection d'un iodure renfermant un iodate; on a vu que ces vomissements étaient produits par l'iode mis en liberté.

ACTION SUR LES GLANDES SALIVAIRES.

L'iode ou plutôt les iodures s'éliminent facilement par la salive, et par cette élimination même, ils favorisent le passage dans ce liquide de certains métaux qu'on ne retrouve jamais ou très-difficilement. Ainsi, le fer ne se retrouve pas dans la salive; or, si l'on prescrit les iodiques en même temps que les ferrugineux, on trouvera du fer dans ce liquide.

L'iode augmente la sécrétion salivaire et produit une véritable salivation iodique. On voit parfois les malades, à qui on prescrit l'iodure de potassium à haute dose, baigner de salive leur oreiller pendant la nuit. Cette action sur les glandes salivaires est connue depuis longtemps.

ACTION SUR LES MAMELLES.

L'iode tarit le lait, sans doute en agissant sur le tissu conjonctif de la glande qu'il atrophie. Mais cet effet s'observe-t-il réellement à la suite de l'administration d'un iodure de potassium pur? Nous ne le pensons pas, car on a vu des femmes prendre des kilogrammes d'iodure de potassium *pur* sans que leurs mamelles diminuassent de volume (1).

ACTION SUR LES REINS ET SUR LA SÉCRÉTION URINAIRE.

Les iodures purs n'exercent pas d'action sur les reins, à moins qu'ils ne soient administrés à des doses excessives; ainsi M. Rabuteau ayant fait avaler à un lapin 7 gr. 5 d'iodure de sodium, préalablement fondu pour en avoir un poids exact, et dissous dans 40 grammes d'eau, n'a pas trouvé d'albumine dans l'urine de ce lapin. Mais à la dose de 10 grammes, la mort s'ensuivit, les urines contenaient de l'albumine et les tubuli du rein étaient desquamés partiellement dans la portion corticale, c'est-à-dire dans la portion sécrétante.

On a dit que l'iodure de potassium activait la sécrétion urinaire. Cette assertion est inexacte. Nous verrons, en effet, par les chiffres cités plus bas au sujet de la diminution de l'urée par l'iodure de potassium, que sous l'influence d'un traitement ordinaire par ce médicament, l'urine n'est pas sécrétée en plus grande quantité.

On conçoit d'ailleurs que les reins ayant une structure toute différente de celle des glandes salivaires, les résultats ne soient pas les mêmes sur ces deux organes.

(1) Gazette hebdomad. du 5 février 1869.

ACTION SUR LE TISSU CONJONCTIF.

La propriété principale de l'iode et de ses composés consiste dans l'atrophie locale du tissu conjonctif, mais il faut bien avouer que cet effet ne se produit guère que sur le tissu conjonctif provenant d'une néoplasie. En effet, un sujet sain peut prendre pendant longtemps des iodures alcalins purs, sans qu'il observe une atrophie de ses glandes par suite de la disparition du tissu conjonctif interstitiel. Au contraire, le sujet atteint de syphilis voit les gommes disparaître comme par enchantement. Or, ces néoplasmes sont formés de matière amorphe, de tissu conjonctif embryonnaire, de cytoblastions, que M. Robin considère comme caractéristiques de la gomme, et qu'il regarde aujourd'hui comme une variété de noyaux embryoplastiques; enfin on trouve dans les gommes un petit nombre de vaisseaux. C'est donc surtout sur le tissu conjonctif en voie de formation, et nous pourrions ajouter de formation morbide que l'iode agit d'une manière évidente. C'est par cette action qu'on peut encore expliquer la disparition de plusieurs tumeurs, d'indurations récentes ou anciennes, d'engorgements, tels que ceux de l'utérus sous l'influence de l'iodure de potassium. Quant à l'explication des effets des iodiques sur les goîtres, elle est difficile à donner, car on sait que le goître est formé en général, non par une hypertrophie même des cellules de la glande, mais parfois par une distension énorme de ces cellules qui deviennent kystiques.

ACTION DES IODIQUES SUR LA NUTRITION.

La rapidité avec laquelle la médication iodée fait disparaître certaines tumeurs, l'amaigrissement observé dans l'iodisme constitutionnel, ont fait penser *à priori* que les iodiques étaient des médicaments altérants.

S'il est vrai que l'iode en nature produit l'amaigrissement, comme nous le verrons plus bas, il est inexact d'avancer que l'iodure de potassium produise ce résultat.

Les iodures alcalins, loin d'activer la combustion vitale, diminuent au contraire l'urée. C'est ce qui résulte de l'expérience suivante que nous empruntons à un travail de M. Rabuteau (1).

Le 22 mai 1868, jusqu'au 26 du même mois, M. Rabuteau a pris chaque jour 1 gramme d'iodure de potassium pur dissous dans 50 grammes d'eau. Il suivait depuis huit jours un régime aussi identique que possible, qu'il a continué pendant un mois, et il a recueilli chaque matin, à huit heures, les urines de vingt-quatre heures. Le dosage de l'urée lui a donné les résultats suivants :

Jours.	Urine de 24 heures.	Urée p. 1.000.	Urée totale éliminée dans les 24 heures.
15 mai.....	990	21.25	21.03
16 —	870	25.88	22.51
17 —	944	24.15	22.82
18 —	1.410	15.15	21.15
19 —	910	27.06	24.62
20 —	800	30.00	24.00
21 —	895	25.00	22.37
22 —	810	23.82	15.30
23 —	825	23.80	19.69
24 —	740	24.70	18.28
25 —	785	23.65	18.57
26 —	700	21.10	19.04
27 —	815	21.76	17.72
28 —	955	17.06	16.29
29 —	885	21.70	18.20
30 —	1.390	13.23	18.38

(1) Gazette hebdomadaire du 26 février 1869.

31 —	1.115	14.00	13.15
1er juin....	1.315	10.00	13.15
2 —	»	» »	» »
3 —	1.020	15.85	16.18
4 —	1.040	14.70	18.22
5 —	1.035	18.23	18.86
6 —	883	21.70	19.20
7 —	1.125	15.50	17.23
8 —	1.120	15.60	17.87
9 —	1.415	13.00	18.40
10 —	1.155	17.35	20.04
11 —	1.145	17.54	20.54
12 —	1.175	19.13	22.37
13 —	1.150	19.41	22.32

On voit qu'avant l'absorption de l'iodure de potassium, l'urée éliminée dans les vingt-quatre heures n'a jamais été au-dessous de 21 grammes, tandis que la diminution de ce principe s'est manifestée dès le moment que l'iodure a été absorbé.

Le minimum de l'élimination n'a pas eu lieu immédiatement, mais seulement au 1er juin, lorsqu'il n'était plus possible de trouver de l'iodure dans les urines ; la diminution a été, à une certaine époque, de près de 40 pour 100, et le chiffre normal a commencé à reparaître vers le 11 juin.

M. Rabuteau a trouvé également que l'iodure de sodium diminue l'urée.

L'expérience précédente prouve, en outre, que l'iodure de potassium, à la dose de 1 gramme, n'active pas la sécrétion urinaire. Les iodures ne doivent donc pas être considérés comme diurétiques, et il faut rejeter cette erreur trop souvent admise comme l'expression de la vérité. D'ailleurs, Wohler, ayant administré de l'iodure en nature à un chien, nous dit que cet animal urinait souvent, mais il ajoute que c'est parce qu'il buvait souvent (1).

(1) Zeitschrift f. Physiologie von Thiedemann und Treviranus, 1824.

Le second observateur, Bassfreund (1), ayant expérimenté sur lui-même, a trouvé que la quantité des urines n'augmente guère, dans l'état de santé, sous l'influence de l'iode; il a même avancé qu'elle diminuait au début.

En résumé, l'iode n'active pas la sécrétion urinaire et diminue l'urée d'une manière notable.

C'est en raison de ce dernier fait que l'expérimentateur que nous venons de citer essaye de rapprocher physiologiquement l'iode de l'arsenic, médicament qui diminue aussi l'urée, mais d'une manière beaucoup plus remarquable, puisqu'il a trouvé chez un chien une réduction de près de 75 pour 100 de ce principe sous l'influence de l'arsénite de potassium. L'analogie qu'il signale entre l'iode de l'arsenic est d'ailleurs tout à fait rationnelle et fondée sur des faits certains.

Nous avons dit plus haut que l'iodure de potassium augmente l'appétit et produit de l'embonpoint. Telle est la manière d'agir d'un iodure pur aussi bien chez l'homme sain que chez l'homme malade. Wallace a constaté ce fait (2) sur ses malades auxquels il administrait de l'iodure de potassium; plusieurs autres praticiens ont pu le constater aussi.

Mais l'iode en nature produit des effets tout opposés. Outre qu'il est mal supporté par le tube digestif à moins qu'on ne le prescrive dans un dissolvant approprié et, par exemple, dans du vin de Malaga riche en alcool, et au moment des repas comme le conseille M. Lasègue, ce métalloïde a la propriété de faire maigrir et de produire plus souvent les symptômes de l'iodisme aigu. Wallace avait encore reconnu ce fait, car il ajoute que, tandis que ceux de ses malades auxquels il prescrivait de l'iodure de potassium, acquéraient

(1) De kali iodati in materiarum metamorphosin effectu secundum experimenta onnulla. Berolini, 1858, et Canstatt's Jahresbericht., Bd. V, 1859.

(2) Voy. Journal des connaissances méd.-chirurg., 1836.

de l'embonpoint et de la fraîcheur, ceux à qui il prescrivait l'iode étaient atteints d'amaigrissement.

L'analogie des iodiques et des arsenicaux se poursuit également au point de vue thérapeutique; en effet, ne voyons-nous pas employer les iodiques dans plusieurs cas où l'on recourt à l'arsenic, par exemple dans la phthisie, dans le rhumatisme et même dans les fièvres intermittentes où l'iodure de potassium a produit parfois de bons effets.

CONCLUSIONS.

1° L'iode et tous les composés iodiques sont absorbés par la peau, ce qui n'avait pas été démontré jusqu'alors d'une manière suffisante.

2° L'élimination des iodures par les reins, dure plus longtemps que ne l'avait admis M. Cl. Bernard; de plus, les iodures disparaissent simultanément dans l'urine et dans la salive.

3° Les iodures alcalins, considérés relativement aux doses toxiques, ne présentent pas la même activité. L'iodure de potassium ne peut être injecté dans le sang aux doses sous lesquelles on injecte impunément l'iodure de sodium. L'iodure d'ammonium paraît intermédiaire, sous ce rapport, aux deux sels précédents.

4° L'iodure de potassium diminue l'urée, ce qui conduit à ranger ce médicament à côté de l'arsenic, et explique les effets des iodiques dans la phthisie, dans les rhumatismes légers. e mtême dans les fièvres intermittentes.

Paris. A. Parent, imprimeur de la Faculté de Médecine, rue Mr-le-Prince, 31.

www.ingramcontent.com/pod-product-compliance
Ingram Content Group UK Ltd.
Pitfield, Milton Keynes, MK11 3LW, UK
UKHW032024260826
14628UKWH00006B/2716

9 782019 670542